AF496202

DE QUELQUES FAITS

RELATIFS

A L'HISTOIRE

DU

SOUS-NITRATE DE BISMUTH

PAR

E. RITTER,

DOCTEUR EN MÉDECINE,

PRÉPARATEUR EN CHEF DE CHIMIE A LA FACULTE DE MÉDECINE

STRASBOURG,

IMPRIMERIE DE FRÉDÉRIC-CHARLES HEITZ,

RUE DE L'OUTRE, 5

1864.

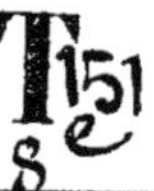

DE QUELQUES FAITS

RELATIFS

A L'HISTOIRE

DU

SOUS-NITRATE DE BISMUTH

PAR

E. RITTER,

DOCTEUR EN MÉDECINE,

PREPARATEUR EN CHEF DE CHIMIE A LA FACULTÉ DE MÉDECINE.

STRASBOURG,

IMPRIMERIE DE FRÉDÉRIC-CHARLES HEITZ,

RUE DE L'OUTRE, 5.

—

1864.

DE QUELQUES FAITS

RELATIFS

A L'HISTOIRE

DU

SOUS-NITRATE DE BISMUTH.

On sait depuis longtemps, que le sous-nitrate de bismuth est un de ces médicaments sur la pureté et la composition duquel le médecin ne peut compter. Toxique, même à faible dose, suivant quelques médecins, il serait inerte suivant d'autres.

En présence d'affirmations si contradictoires, on ne doit pas s'étonner de l'énorme différence que l'on observe dans la posologie de ce médicament. Quelques praticiens n'hésitent pas à administrer 20 à 40 grammes; d'autres ne dépassent pas 2 grammes, et il en est de plus timorés encore, qui craignent d'atteindre ces doses.

Je me suis demandé s'il n'était pas facile d'obtenir un sous-nitrate pur et de composition constante; je me suis proposé en outre de vérifier le degré de nocuité, et d'étudier le mode d'absorption de ce médicament. Ce sont les résultats, auxquels cette étude m'a conduit, que je vais exposer tels qu'ils se trouvent relatés dans la thèse du docteur BRICKA.

PRÉPARATION DU SOUS-NITRATE DE BISMUTH.

Le sous-nitrate de bismuth est toujours préparé au moyen du bismuth métallique. Ce métal est rarement pur; on y trouve presque toujours de l'argent, du cuivre, du fer et constamment de l'arsenic.

Le pharmacien doit donc purifier le produit commercial et surtout le débarrasser de l'arsenic qu'il peut contenir. On y parvient en le maintenant en fusion pendant un certain temps avec de l'azotate de potasse; l'arsenic passe à l'état d'arséniate qui reste dans les scories, en même temps qu'une certaine quantité d'oxyde de bismuth; l'on perd d'ordinaire 5 à 7 °/₀ du métal. On reconnaît que le métal est pur à l'éclat irisé que prend sa surface lorsqu'étant en fusion on le met en contact avec l'air; le bismuth arsénifère se recouvre, dans cette circonstance, d'une pellicule bleuâtre et non irisée. L'essai au chalumeau est plus sensible; de faibles traces d'arsenic sont dévoilées par une odeur alliacée caractéristique.

Depuis quelque temps, le prix du bismuth a considérablement augmenté et cette valeur exagérée du métal a engagé les industriels à extraire le bismuth d'anciens alliages employés dans l'impression des tissus [1]. Nous avons trouvé à Strasbourg un échantillon de bismuth ayant probablement cette origine. Il a fourni, à l'analyse :

Bismuth	92,11
Antimoine	7,39.

Sa cassure était grenue; chauffé au chalumeau, il produisait d'abondantes fumées blanches.

[1] Journal de pharmacie et de chimie, février 1864, 160.

Les procédés de préparation du sous-nitrate de bismuth ont beaucoup varié; je ne parlerai que des principaux. Dans tous ces procédés, on commence par préparer le nitrate neutre de bismuth. Le bismuth purifié par fusion avec le nitre est dissous dans l'acide azotique pur; l'attaque est très-énergique; on peut la modérer par l'addition d'acide azotique affaibli; quand la solution est complète, on la concentre à 69° Beaumé et il se dépose des cristaux de nitrate neutre de bismuth; ce sel, à l'état cristallin, a pour formule:

$$Bi^2O^3 . 3AzO^5 . 9Aq.$$

Il se dissout facilement dans de l'eau aiguisée d'acide azotique; l'eau pure au contraire, le change en une poudre amorphe qui est le sous-nitrate de bismuth. On peut aussi, avec le bismuth impur du commerce, obtenir un nitrate neutre exempt de composés arsénicaux; il suffit pour cela de faire cristalliser à plusieurs reprises le nitrate neutre dissous chaque fois dans de l'eau acidulée; ce procédé, au point de vue économique, ne vaut pas le premier, car on ne sait que faire des eaux-mères impures.

D'après le procédé du codex français, on doit dissoudre dans trois parties d'acide azotique à 35° une partie du bismuth purifié réduit en poudre grossière. Lorsque la dissolution est complète, on évapore le liquide aux 2/3 et on le verse dans 40 ou 50 fois son poids d'eau; il se forme un précipité abondant de sous-nitrate que l'on sépare par décantation, et que l'on fait sécher sans lavage préalable. La liqueur surnageant le précipité renferme encore une assez grande quantité de sous-nitrate tenu en dissolution par l'acide azotique en excès; en saturant cet acide par de l'ammoniaque, mais en ayant soin de ne jamais atteindre la neutralité de la liqueur, on obtient une nouvelle quantité de sous-nitrate que l'on ajoute au premier. On peut se demander si la composition des deux précipités est identique. En suivant le procédé du codex, mais, en employant pour la précipitation de] l'eau chaude, on obtient un précipité cristallin, d'un éclat argentin.

L'analyse de ce produit a donné les résultats suivants :

Oxyde de bismuth	80,04
Acide azotique	18,07
Eau et perte	1,89.

Cette composition conduit à la formule $Bi^2O^3, AzO^5 + Aq$ qui exige :

Oxyde de bismuth	80,05
Acide azotique	18,25
Eau	1,70.

Ce produit est donc un nitrate tribasique.

En neutralisant le liquide surnageant le précipité, avec les précautions indiquées par le codex, on obtient une nouvelle quantité de sous-nitrate, environ 1/6 du poids du premier produit. C'est une poudre amorphe à la simple vue, mais cristalline au microscope. Elle contient :

Oxyde de bismuth	81,40
Acide azotique	15,26
Eau et perte	3,34.

Le second produit est donc différent du premier ; il se rapproche de la formule :

$$3 (Bi^2 O^3 Az O^5) + Bi^2 O^3 \, 3 HO + 3 Aq$$

qui exige :

Oxyde de bismuth	81,43
Acide azotique	13,93
Eau	4,64.

Soubeiran suit le procédé du codex, avec cette seule différence qu'il lave le produit sur un filtre. Ce lavage peut modifier la nature du précipité, car le sous-nitrate de bismuth, au contact de l'eau pure, perd une partie de son acide; si cependant les lavages ne sont pas prolongés le nitrate d'ammoniaque encore contenu dans l'eau qui mouille le précipité empêche sa décomposition. Pour déterminer avec précision l'action de l'eau sur le sous-nitrate du codex, nous avons mis 5 grammes de ce composé en présence de 100 grammes d'eau distillée; au bout d'une demi-heure, le liquide filtré contenait $4^{gr},32$ d'acide azotique devenu libre; le produit qui restait n'en renfermait donc plus que 14 % environ; il s'était dissout en même temps une quantité insignifiante de bismuth. En prolongeant l'action de l'eau froide, il fut facile de reconnaître que la mise en liberté de l'acide continuait; mais le précipité passant à travers le filtre, la détermination quantitative de l'acide rendu libre devint impossible. Quelques auteurs admettent même que la décomposition du sous-nitrate est totale, et qu'à la fin il ne reste plus que de l'oxyde de bismuth hydraté. Je n'ai pas obtenu ce résultat, même en employant de l'eau chaude.

Nous ajouterons une dernière observation sur la préparation du sous-nitrate par le procédé du codex.

Le précipité est une poudre blanche amorphe lorsqu'on a employé de l'eau froide à sa préparation et que l'eau-mère a été rapidement enlevée. Si, au contraire, on laisse le précipité séjourner dans l'eau-mère pendant 24 heures, on le voit diminuer de volume et devenir cristallin; on a attribué ce fait à l'action de l'acide azotique mis en liberté qui redissoudrait une partie du précipité et donnerait au reste plus de cohérence. En analysant deux produits, préparés avec les mêmes quantités de métal, d'acide et d'eau, mais dont l'un A avait été séché immédiatement, tandis que l'autre B avait été abandonné pendant 24 heures dans l'eau-mère, on trouva :

	A		B
Oxyde de bismuth	79,60	—	79,10
Acide azotique	14,09	—	15,28
Eau et perte	6,31	—	5,63.

Ce résultat, c'est-à-dire, l'augmentation d'acide azotique par le contact de l'eau-mère, s'explique en admettant que l'eau-mère acide enlève au précipité une partie de l'hydrate mêlé au sous-nitrate.

Les détails dans lesquels nous venons d'entrer font prévoir combien la composition des produits peut varier lorsque l'on n'aura pas strictement suivi le procédé du codex.

Suivant les pharmacopées prussienne et wurtember-employer, dans la préparation du sous-nitrate, 30 parties d'eau pour une de métal. Suivant la pharmacopée du Schleswig-Holstein [1], il faut 72 parties d'eau. Ces différences dans les proportions d'eau expliquent les différences des résultats analytiques publiées en Allemagne.

Philipps admet la formule $3\,(Bi^2O^3)\,AzO^3$; Heintz admet $Bi^2O^3\,AzO^3,Aq$; le sous-nitrate analysé par ce dernier auteur n'avait pas été lavé. Dans Dulk (*Handwörterbuch der Arzneimittellehre, I*) on voit figurer une analyse qui conduit à la formule $3\,(Bi^2O^3,\,AzO^3) + Bi^2O^3 + 6HO$.

De nos jours, on suit en Allemagne le procédé de Duflos ou celui de Winckler. Le premier est recommandé par les pharmacopées autrichienne et badoise. Il diffère peu de celui du codex français : on dissout les

[1] Dobereiner. *Deutsches Apotheckerbuch.*

cristaux de nitrate neutre dans quatre fois leur poids d'eau additionnée de 1/16 d'acide azotique; la liqueur filtrée est versée dans 24 fois son poids d'eau distillée chaude; le précipité se forme rapidement; on le lave par décantation avec 4 fois la quantité d'eau employée précédemment; le produit, jeté sur un filtre, est encore lavé à l'eau froide. D'après DUFLOS, le sous-nitrate ainsi obtenu renferme :

Oxyde de bismuth	80,00
Acide azotique	13,58
Eau	0,42

Il le formule ainsi : $4Bi^2O^3 + AzO^5 + 3HO$.

Suivant DULCK, le sel de DUFLOS traité par l'eau bouillante perdrait de l'acide azotique et sa formule deviendrait alors, $Bi^2O^3 AzO^5 + 4Bi^2O^3, 3HO$.

Un échantillon préparé suivant ce procédé m'a fourni les nombres suivants :

Oxyde de bismuth	80,59
Acide azotique	15,44
Eau et perte	3,97.

Cette composition diffère de celle indiquée par DUFLOS; du reste le mode de lavage sur le filtre doit modifier le produit.

WINCKLER évapore la solution bismuthique à siccité, afin de chasser l'excès d'acide, triture finement le sel et le met en contact avec une grande masse d'eau chaude; il ne lave pas ultérieurement le produit. L'analyse d'un sous-nitrate préparé suivant ce procédé n'a donné :

Oxyde de bismuth	80,44
Acide azotique	14,13
Eau et perte	5,43

ce qui conduit à la formule $3(Bi^2O^3, AzO^5) + Bi^2O^3, 6\,Aq$.

Un dernier procédé, celui 'de SCHMEDT, a été vanté il y a quelque temps (Bull. génér. de thérap. 1863).

Le bismuth est dissous dans de l'acide azotique; on filtre pour séparer les matières impures! et l'on ajoute 80 gr. d'alcool pour 120 de métal. Une effervescence a lieu avec dégagement de vapeurs rutilantes, d'aldéhyde et d'éther nitreux; lorsqu'elle a cessé, on évapore et l'on ajoute 80 grammes d'alcool, ce qui donne lieu à une nouvelle effervescence; le produit évaporé à siccité est trituré et mis en contact avec 2 litres d'eau distillée. On obtiendrait ainsi 181 grammes de sous-nitrate pur. Un sous-nitrate préparé par ce procédé a fourni :

Oxyde de bismuth	78,03
Acide azotique	16,38
Eau et perte	5,69

résultats que l'on ne peut formuler nettement et qui indiquent un mélange de nitrate tribasique et d'oxyde de bismuth. Notons également que le produit ainsi préparé est plus cohérent que ceux que fournissent les autres procédés, et qu'il ne m'a pas fourni le poids indiqué par l'auteur; je n'ai obtenu que 160 grammes.

Dans le procédé de SCHMEDT, si le bismuth employé est argentifère, l'argent se retrouve dans le sous-nitrate, tandis que les autres procédés laissent l'argent dans les eaux de lavage quand l'acide employé est pur.

La plupart des produits obtenus par les divers procédés que nous venons de citer ne présentant pas une composition chimique rigoureusement définie, le pharmacien doit s'astreindre à suivre la prescription du codex français. Toutefois, dans ce procédé, le second produit, obtenu par l'ammoniaque, différant du sous-nitrate précipité par l'eau, comme le démontrent les analyses citées plus haut, je pense qu'il vaut mieux précipiter par le carbonate de soude le bismuth resté dans les eaux-mères et faire servir le carbonate de bismuth à la préparation de nouvelles quantités de nitrate neutre, que de le mélanger au premier produit.

ANALYSE DU SOUS-NITRATE DE BISMUTH TROUVÉ DANS LES PHARMACIES FRANÇAISES ET ÉTRANGÈRES.

J'ai pensé qu'il était intéressant d'examiner les produits trouvés actuellement dans les pharmacies, tant françaises qu'étrangères, au point de vue de leur composition et de leur impuretés. La méthode d'analyse employée est la suivante :

Le sous-nitrate bien pulvérisé est séché à la température ordinaire au-dessus d'un vase renfermant de l'acide sulfurique, puis calciné : il reste de l'oxyde de bismuth anhydre. Le dosage de l'acide azotique s'exécute très-rapidement en faisant bouillir un poids connu de sous-nitrate avec un volume déterminé d'une solution titrée de soude caustique ; la soude décompose le sous-nitrate en oxyde blanc, qui par l'ébullition devient jaune [1] et anhydre ; dans le liquide filtré, on détermine la quantité de soude restée libre par les procédés alcalimétriques. On connaît donc le poids de l'oxyde de bismuth et celui de l'acide azotique ; on obtient, par soustraction, le poids de l'eau.

Les résultats de ces analyses figurent dans le tableau suivant : Les 10 premiers numéros provenaient de Str s-

---

[1] Le précipité devenait souvent brun ou noir ; dans ce cas le produit était toujours argentifère.

bourg et du Bas-Rhin; les n°s 11 et 12 de Paris; le n° 13 de Baden; le n° 14 de Bavière; le n° 15 de Berlin; le n° 16 d'Autriche; le n° 17 du Würtemberg et le n° 18 de la Suisse.

	OXYDE DE BISMUTH.	ACIDE AZOTIQUE	EAU ET PERTE.	ARSENIC.	ARGENT.	CHLORURES	CARBONATES.
1	80,31	14,13	5,56				
2	80,78	17,62	1,60			traces.	
3	83,02	13,41	3,57		traces.	traces.	traces très-sensibles.
4	84,86	12,70	2,44	faibles traces.	traces.	traces.	traces très-sensibles.
5	86,22	9,07	4,71	0,35		légères traces.	traces très-sensibles.
6	82,78	11,10	6,12	0,25	traces sensibles.	traces.	présence.
7	82,67	14,52	2,81		traces tres-sensibles.	traces très-sensibles.	traces.
8	84,18	11,62	4,20	0,25			traces.
9	83,45	11,79	4,77	faibles traces.		traces.	
10	81,37	13,24	5,39			traces.	
11	81,73	16,37	1,90	0,2	précipité sensible.	traces très-sensibles.	traces.
12	88,32 [1]	9,37	2,31	0,4	traces très-sensibles.	traces.	traces.
13	79,77	13,89	6,34				
14	80	13,88	6,12				
15	79,60	15,28	5,12				
16	79,10	14,20	6,70				
17	80,30	14,22	5,48			légères traces.	
18	79,92	13,98	6,10				

[1] Dans ces 88,32 de Bi^2O^3 sont compris 2,02 d'acide arsénique.

Il résulte de nos analyses que les produits français ont une composition très-variable; de plus, presque tous renferment des impuretés. Un seul échantillon présentait la formule du nitrate tribasique que doit donner le procédé du codex. La plupart des autres échantillons sont des azotates très-basiques, ou plutôt, des mélanges dans lesquels domine l'oxyde de bismuth. Les sous-nitrates venant d'Allemagne sont, au contraire, beaucoup plus purs et ont une composition plus constante, se rapprochant toujours de la formule $3\,(AzO^5\,Bi^2\,O^3) + Bi^2O^3\,6\,Aq.$

Parmi les corps étrangers signalés dans le sous-nitrate de bismuth, on cite l'argent, le plomb, l'arsenic; quelquefois on y a trouvé de la craie, de l'oxychlorure d'antimoine; quelques sous-nitrates renferment du carbonate, de l'oxychlorure de bismuth. M. HÉRAPATH a trouvé dans les sous-nitrates anglais 1 à 2 millièmes d'arsenic; récemment, il a reconnu l'existence du thallium dans le bismuth métallique (*Politech. Centralblat,* janvier 1864).

Dans ce tableau figurent également les impuretés trouvées dans les divers échantillons que nous avons examinés.

Voici la marche qui a été suivie pour leur recherche.

Le sous-nitrate de bismuth est humecté avec un peu d'eau, puis traité par de l'acide azotique pur; la dissolution se fait sans effervescence, si le sous-nitrate est exempt de carbonate; le dégagement d'acide carbonique peut provenir soit du carbonate de chaux, soit du carbonate de bismuth: quelques pharmaciens, dans la préparation du sous-nitrate, neutralisent l'acide azotique par du carbonate de soude; un excès de carbonate alcalin entraîne alors la précipitation d'un hydro-carbonate de bismuth. Il paraît aussi que dans la grande industrie on emploie la craie au lieu de carbonate de soude pour neutraliser l'acide azotique en excès, ce qui explique la présence du carbonate de chaux dans certains sous-nitrates.

La dissolution dans l'acide azotique faible doit être complète; on obtient quelquefois un résidu blanc de chlorure d'argent; on en constate la nature en le lavant avec de l'eau acidulée, le dissolvant dans l'ammoniaque et précipitant la solution ammoniacale par l'acide azotique. Il se forme un précipité blanc qui noircit à la lumière.

Le bismuth renfermant presque toujours de l'argent (même celui qui est purifié par fusion avec le nitre) il paraît étonnant, au premier abord, que ce métal ne se retrouve pas dans tous les sous-nitrates; cela tient sans doute à ce que, dans la préparation du nitrate, on emploie tantôt l'acide azotique pur et, dans ce cas, l'azotate d'argent reste dans les eaux-mères, tantôt de l'acide nitrique du commerce renfermant de l'acide chlorhydrique, et il se forme alors du chlorure d'argent insoluble qui se mêle au précipité constituant le sous-nitrate. La présence du chlorure d'argent dans le sous-nitrate explique pourquoi certains échantillons noircissent à la lumière. Suivant quelques auteurs, cette coloration serait due à la présence d'une petite quantité de matière organique; mais, j'ai toujours reconnu que les sous-nitrates noircissant à la lumière renferment de l'argent. La plupart des échantillons dans lesquels nous en avons trouvé en renfermaient moins d'un centième; un échantillon cependant en contenait jusqu'à 1,85 %.

Un seul sous-nitrate contenait du plomb, mais en quantité très-faible.

L'antimoine que j'ai trouvé dans un échantillon provenait sans doute d'un bismuth retiré d'un alliage. L'antimoine est insoluble dans l'acide azotique pur, mais il peut s'en dissoudre de petites quantités dans un acide azotique renfermant de l'acide chlorhydrique, et alors l'eau en précipite de l'oxychlorure d'antimoine qui se mêle au sous-nitrate.

Bien peu de sous-nitrates du commerce sont exempts de petites quantités d'oxychlorure de bismuth, provenant de l'emploi d'un acide azotique contenant de l'acide chlorhydrique; le chlorure bismuthique qui se produit dans ce cas est décomposé par l'eau plus facilement encore que l'azotate. La quantité d'acide chlorhydrique est toujours très-faible, de sorte qu'elle ne pouvait influer sensiblement sur le dosage de l'acide azotique par la solution de soude.

L'impureté qu'il nous importait surtout de rechercher est l'arsenic que le sous-nitrate renferme à l'état d'arséniate bismuthique insoluble. Nous avons fait la recherche de ce toxique à l'aide de l'appareil de Marsh dans lequel nous versions une solution de sous-nitrate dans l'acide sulfurique affaibli; la seule précaution à prendre est de ne verser que de petites quantités de liquides à la fois, pour éviter un dépôt métallique de bismuth qui empêcherait l'attaque ultérieure du zinc : nous rappellerons que l'appareil de Marsh fut toujours essayé à blanc pendant une demi-heure avant l'introduction du liquide bismuthique. On opérait, en général, sur 4 grammes de composé, et il était facile de juger de la quantité d'arsenic par la simple vue de l'anneau; cependant, le poids de quelques-uns a été déterminé et a fourni les résultats indiqués au tableau.

Ces chiffres ne sont évidemment qu'approximatifs et fort au-dessous de la vérité, car l'un des sous-nitrates fut analysé par voie humide et l'arsenic fut dosé à l'état d'arséniate ammoniaco-magnésien; on trouva par ce procédé

2,02 %, d'acide arsénique, ce qui correspond à 1,31 d'arsenic; par l'appareil de Marsh on n'avait trouvé que 0,4 %,.

Il résulte de l'ensemble de ces recherches, que le sous-nitrate vendu en France, a une composition très-variable et est rarement pur. Les produits étrangers exempts de ces impuretés, nous forcent à conclure que les pharmaciens allemands préparent eux-mêmes leurs produits, ou ne mettent en vente que des produits dont ils ont vérifié la pureté.

ACTION TOXIQUE DU SOUS-NITRATE DE BISMUTH.

On trouvera dans la thèse du docteur BRICKA (Strasbourg, 1864) la relation des principaux accidents attribués à l'emploi du sous-nitrate de bismuth. Je ne ferai que résumer ici le résultat des expériences, auxquelles ce médecin et moi nous sommes arrivés, dans des essais sur les animaux.

Les expériences furent faites avec un sous-nitrate très-pur, préparé par M. HEPP, pharmacien de l'hôpital civil de Strasbourg.

A un lapin de moyenne taille, on administra journellement une dose de 5 décigr. de sous-nitrate; au bout de 4 jours la dose fut portée à 1 gr. et continuée pendant vingt jours; après avoir fait avaler la poudre, on avait soin chaque fois, de verser par une sonde œsophagienne 30 gr. d'eau; le lapin ne parut pas se ressentir de l'administration de ce composé; je ne vis se produire aucun phénomène de convulsion ni de paralysie; la fuite de l'animal empêcha de continuer l'expérience.

Un autre lapin fut soumis au même traitement; je choisis un autre sous-nitrate exempt d'arsenic; les doses furent les suivantes:

Du premier au quatrième jour, 50 centigrammes; le quatrième jour, 1 gr.; du cinquième au douzième, $1^{gr},50$; du douzième au vingtième, 2 gr.; du vingtième au vingt-cinquième, 4 gr.; aucun résultat fâcheux, et l'animal fut sacrifié pour servir à des recherches chimiques.

Des expériences semblables ont été répétées sur un chien, mais en employant des doses doubles; l'animal n'a paru aucunément incommodé. Ces résultats négatifs me permettent de conclure que le sous-nitrate de bismuth pur ne produit aucun accident.

Quelques auteurs pensent que le sous-nitrate pourrait être toxique en présence de liqueurs acides; ils citent une observation dûe à KOERNER (FLANDIN, Traité des prisons, II, 332), dans laquelle on voit la mort survenir après l'ingestion d'un mélange de 8 gr. de sous-nitrate et de crême de tartre.

Je me plaçai dans des conditions semblables.

A un lapin de forte taille, on administre un mélange de 8 gr. de sous-nitrate de bismuth pur et de 8 gr. de crême de tartre; le lapin ne parut pas s'en ressentir; une expérience directe démontra que dans un pareil mélange il n'y avait que des traces de bismuth en solution. La même dose fut donnée à un autre lapin, en y ajoutant un peu d'eau; le résultat fut également négatif; au lapin qui avait servi à la première expérience, on donna, 4 jours après, un mélange d'hydrate de bismuth et de crême de tartre, 8 gr. de chaque, sans que l'on vit d'accidents se manifester. Pensant que la nature de l'animal pouvait influencer le résultat, on donna le même mélange à un chien; la personne qui le surveillait à l'attache nous dit que le lendemain l'animal poussait quelques cris et qu'il semblait éprouver des coliques; le chien fut surveillé pendant huit jours, il n'éprouva plus de phénomènes dignes de remarque. M. X...., enhardi par cet essai ingéra un mélange identique, il ne ressentit qu'un sentiment de chaleur incommode dans l'estomac et une légère diarrhée. Ces expériences prouvent péremptoirement que le sous-nitrate de bismuth pur mélangé à la crême de tartre n'est pas toxique.

Les expériences précédentes faites avec du sous-nitrate pur démontrent que les accidents signalés par les auteurs ne peuvent être attribués qu'aux impuretés que ce composé renferme si fréquemment.

C'est ainsi qu'un sous-nitrate, administré à un malade par le docteur H....., détermina des diarrhées et des vomissements; le médicament analysé renfermait une forte proportion de composé d'antimoine. Ce fait, quoique remontant à quelques années, présente beaucoup d'intérêt aujourd'hui que l'on trouve dans le commerce du bismuth antimonifère.

Il importait surtout de savoir l'action que l'arséniate de bismuth pouvait exercer sur l'économie, puisque c'était là une des impuretés que j'avais rencontré le plus fréquemment.

J'ai expérimenté sur un lapin le sous-nitrate arsénifère dont l'analyse se trouve rapportée dans le tableau, n° 8; les résultats furent négatifs. Je choisis alors le composé le plus impur, n° 12, et j'en donnai à un chat des doses de 4 à 5 grammes par jour. Pendant quatre jours l'animal ne parut pas incommodé; il est vrai qu'il refusait la nourriture, ce qui peut être attribué à sa captivité; le cinquième jour, je lui fis prendre 4 grammes et, peu de temps après, je lui injectai dans l'estomac 40 grammes d'eau renfermant 1 centième d'acide chlorhydrique ; dans la journée, l'animal était inquiet ; le lendemain, on le trouva mort ; sa cage était souillée par des matières vomies ; le ventre était fortement contracté et l'estomac présentait les traces d'une légère inflammation ; il fut facile de trouver dans le foie de petites quantités de bismuth, mais il fut impossible de découvrir de l'arsenic même à l'aide de l'appareil de Marsh.

Un chien de forte taille reçut 12 grammes du même sous-nitrateet n'en éprouve aucun effet ; quatre jours après, on lui redonna la même dose qui fut suivie d'une injection d'eau acidulée ; au bout d'une demi-heure efforts de vomissements, un liquide blanc est rejeté ; le lendemain, l'animal était rétabli.

Comme l'arséniate de bismuth est la principale impureté que renferment les sous-nitrates actuellement dans le commerce, j'ai pensé devoir étudier les propriétés toxiques de ce corps.

Une certaine quantité d'arséniate de bismuth fut préparée en saturant l'acide arsénique par de l'oxyde de bismuth hydraté ; on obtint une poudre blanche qui fut lavée et séchée à une douce chaleur. J'administrai 20 gr. de ce composé dans l'espace d'un mois à un lapin ; chaque jour la dose était à peu près la même ; l'animal n'en ressentit aucun effet sensible et l'autopsie ne dévoila aucune altération du tube digestif.

En analysant le foie, on trouva du bismuth, mais en quantité excessivement faible ; la recherche de l'arsenic conduisit à un résultat négatif: les excréments de l'animal, au contraire, renfermaient de l'arséniate de bismuth en très-grande quantité. A un autre lapin, on administra

deux grammes de ce sel en quatre jours : pas d'accident;
le cinquieme jour, on porta la dose à 1 gramme, mais
elle fut suivie de l'injection d'une eau acidulée au mil-
lième ; le lendemain, on trouva l'animal retiré au fond de
sa cage refusant toute nourriture ; au bout de deux jours,
il se remit ; on lui laissa quelques jours de repos, puis
on lui donna un gramme d'arséniate et une injection
d'eau acidulée au centième : le lendemain l'animal était
mort : l'estomac présentait quelques points un peu rou-
geâtres. L'eau acidulée à ce degré ne peut, par elle-même,
produire aucun accident ; en effet, un lapin auquel j'ai
fait ingérer 40 grammes d'eau acidulée au centième n'en
a paru aucunément incommodé.

Un chien de forte taille auquel on donna un morceau
de viande saupoudré de 2 grammes d'arséniate de bismuth rendit l'aliment au bout de dix minutes mais n'é-
prouva pas d'autre accident. Un chat périt après avoir
avalé un mélange de 2 grammes d'arséniate de bismuth
et de 30 grammes de liqueur acidulée.

De ces expériences, je crois pouvoir conclure que l'arséniate de bismuth est un composé inoffensif dans la majeure partie des cas ; néanmoins, comme ce sel est un
peu soluble dans le suc gastrique faible, il se peut que
dans certaines circonstances, la sécrétion du suc gastrique étant exagérée, on puisse observer des accidents dus
à la solubilité de l'arséniate dans ce liquide. Du reste
un sous-nitrate arsénifère, peut être toxique à faible
dose, et être inoffensif à dose élevée. En voici la raison :
le sous-nitrate de bismuth des pharmacies est souvent,
comme nous l'avons vu, un mélange de 5 équivalents
de sous-nitrate tribasique et de 1 équivalent d'hydrate
bismuthique ; donc plus on administrera de sous-nitrate

et par conséquent d'arséniate et plus on administrera d'oxyde, oxyde qui se combinera aux acides de l'estomac et empêchera l'attaque ultérieure de l'arséniate.

Cette manière de voir est confirmée par les faits suivants : on met dans une certaine quantité de liquide acide 4 grammes de sous-nitrate de bismuth très-arsénifère, puis, dans une même quantité d'un liquide identique, on met 20 grammes du sel et l'on trouve que le liquide mis en digestion avec 4 grammes de sous-nitrate renferme une quantité notable d'arséniate, tandis que le second n'en renferme pas. On voit donc que la quantité d'eau acidulée restant la même, les chances, d'absorption de l'arséniate seront en raison inverse de la quantité de sous-nitrate ingéré.

MODE D'ABSORPTION.

Suivant quelques auteurs, le bismuth ne passerait dans les urines, que lorsqu'on a continué son action à fortes doses et pendant très-longtemps. M. G. LEWALD, au contraire, ayant administré 0,915 de sous-nitrate de bismuth à une nourrice, le trouva 24 heures après dans le lait; 72 heures après l'administration de la dernière dose, on ne le retrouva plus dans ce liquide. La quantité de bismuth trouvée dans le lait, ajoute l'auteur, était si faible, qu'elle n'eut aucun effet sur la santé du nourrisson.

M. MIALHE pense que ce composé ne se dissout que faiblement dans les acides de l'estomac et que la partie dissoute serait précipitée ultérieurement par les liquides alcalins de l'intestin? Comme on le voit cet auteur semble nier l'absorption du médicament. Le docteur LUSNANA qui a expérimenté le sous-nitrate de bismuth d'après les indications de M. Monneret (Gazette médicale de Toscane) dit qu'on ne saurait conclure de la non-apparition de ce sel dans les urines à la non-absorption du médicament, et qu'il ne peut franchir les émonctoires, car une fois introduit dans le torrent circulatoire il se trouve ramené à l'état insoluble par les chlorures alcalins du sérum.

En mettant du sous-nitrate de bismuth en contact avec les sucs gastriques et intestinaux de divers animaux, je me suis assuré qu'une très-petite quantité de bismuth entrait en solution dans ces liquides; je pus constater que l'urine de lapins auxquels j'avais fait ingérer du sous-nitrate, contenait, vers le 7me jour, de faibles quantités de bismuth, mais la quantité en était si minime que l'hydrogène sulfuré ne donnait qu'une légère coloration brune; l'urine de ces animaux étant très-difficile à recueillir, j'entrepris quelques expériences sur l'homme, dont je consigne ici les résultats.

A un malade n'ayant aucun symptôme du côté des organes digestifs, on administre, le premier jour, 50 centigrammes de sous-nitrate de bismuth; les urines recueillies le lendemain n'offrent pas de traces de bismuth; on continue à donner la même dose les jours suivants; le troisième jour, l'urine, après avoir été convenablement traitée, donne par l'hydrogène sulfuré une légère coloration brune.

A un autre malade on fait prendre par jour 1 gramme de sous-nitrate, le troisième jour le bismuth apparaît dans les urines, mais en quantité très-faible; on suspend le remède; deux jours après l'urine renferme encore de légères traces de bismuth.

Un adulte prit le premier jour 10 grammes de sous-nitrate; le deuxième, la même dose; le troisième, 15 grammes, l'urine, recueillie le troisième jour, renfermait assez de bismuth pour que le précipité par l'hydrogène sulfuré se réunit en flocons noirs ; cependant il n'était pas pondérable. Je dois ajouter que je n'avais à ma disposition que 500 à 600 grammes d'urine.

A un pneumo-phymique on donne un gramme les deux premiers jours, 2 grammes les troisième, quatrième et cinquième ; l'urine recueillie le dernier jour contenait des quantités sensibles de sels de bismuth.

J'ai plusieurs fois répété ces expériences, mais les observations que je viens de rapporter suffisent pour démontrer que le bismuth paraît dans les urines au bout de peu de temps, même quand il n'a été administré qu'à faible dose ; mais la quantité éliminée par les voies urinaires est toujours très-faible ; elle n'est pas en rapport avec la quantité absorbée, vu que la bile excrétée en contient une notable partie.

Je vais relater une observation qui démontre la localisation du bismuth dans l'économie.

Un malade, âgé de 70 ans, est entré à la clinique le 18 juillet 1863 ; il était atteint d'une diarrhée chronique ; depuis le jour de son entrée jusqu'au 12 septembre, aucune médication n'eut de prise sur la diarrhée ; le docteur Bricka proposa le sous-nitrate de bismuth à haute dose ; le 12 septembre, le malade prit 3 grammes ; le 13 et le 14, 8 gr. ; le 15, 16 gr. ; du 16 au 20, 20 gr. par jour ; le 21 et le 22, 30 gr. ; le 23 et le 24, 40 gr.: à cette époque, la diarrhée étant aussi intense qu'avant le traitement, le médicament fut suspendu: le malade avait donc ingéré 275 gr. en 12 jours. Les urines du 17, celles du 20 et du 24 septembre furent analysées.

L'urine du 24 donna un précipité de sulfure de bis-

muth dont le poids peut être évalué à un milligramme
1/2. Les urines furent encore recueillies le 27 septembre,
c'est-à-dire, trois jours après la cessation de l'administration du composé; elles contenaient du bismuth; les
fèces en renfermaient une quantité considérable. Le 29
septembre, et même le 2 octobre, les urines et les fèces
en renfermaient des quantités très-appréciables. Le 10
octobre, les urines et les fèces furent encore analysés;
ces dernières renfermaient encore du bismuth en quantité appréciable, les urines, au contraire, quoiqu'on opérât
sur un litre, ne donnèrent à l'analyse qu'un résultat dou-
teux. Sur ces entrefaites, le malade présenta les symp-
tômes d'une affection cérébrale avec urines et selles in-
volontaires, ce qui m'empêcha de continuer mes recherches. Le 3 janvier 1864, le malade succomba; le foie fut
analysé et, en opérant sur 200 grammes, nous y avons
trouvé des quantités notables de bismuth. En détruisant
environ le 1/3 du foie, je parvins à isoler une quantité
d'oxyde de bismuth, correspondant à $0^{gr},047$ de bismuth
métallique.

Cette observation démontre l'élimination du sous-nitrate par les urines se continuant quelques jours après
la dernière prise.

L'élimination par le foie continue beaucoup plus longtemps, comme j'ai pu m'enassurer par d'autres observations dont je supprime les détails: les malades qui ont
servi à ces expérimentations, ayant toujours eu une diarrhée intense, il n'est pas possible d'attribuer le bismuth
trouvé dans les fèces à un reste du composé qui aurait
séjourné dans le tube digestif.

Je dois à l'obligeance de M. Christian, interne à Ste-
phansfeld, d'avoir pu faire encore sur la localisation du

bismuth les expériences suivantes : Un malade, qui pendant trois ans avait pris à différentes fois des préparations bismuthiques, en prit d'une manière suivie dans le courant du mois de mars 1863 : on débuta, le 8 mars, par 6 grammes de sous-nitrate, en allant progressivement jusqu'à 12 grammes; le malade fut soumis à cette médication jusqu'au 26, c'est-à-dire, pendant trois semaines; depuis cette époque, il ne reçut plus de préparation métallique et mourut dans le marasme le 5 janvier 1864. Dans 200 grammes de foie soumis à l'analyse chimique, on trouva des quantités assez fortes de sous-nitrate de bismuth. *Le bismuth se retrouve donc dans le foie, 9 mois après l'ingestion du médicament.*

Un autre malade, qui, à diverses reprises, avait subi un traitement bismuthique, prit du 13 au 17 janvier, 4 gr. de sous-nitrate par jour; il mourut le 21 du même mois, son foie renfermait des quantités sensibles de bismuth.

Deux autres malades morts à Strasbourg ont fourni les mêmes résultats : l'un d'eux est mort 32 jours après l'ingestion du sous-nitrate. L'autre pendant qu'il en prenait encore [1].

Le procédé suivi dans ces analyses est le suivant : Le foie est détruit par l'eau régale et l'excès d'acide chassé par l'évaporation; un courant d'hydrogène sulfuré donne lieu à un précipité de soufre et de sulfure de bismuth; ce précipité oxydé par l'acide azotique et chauffé pour détruire quelques traces de matières organiques, est redissout dans de l'eau aiguisée d'acide azotique et précipité une dernière fois par l'hydrogène sulfuré. La pré-

---

[1] Dans une de ces expériences, je trouvai dans le foie une quantité très-considérable de cuivre, dans les autres foies analysés je n'en trouvai pas ; le cuivre ne se trouve donc pas dans tous les organismes, comme on voulait le prétendre.

sence du bismuth a été constatée, en redissolvant le précipité de sulfure dans l'eau régale et en ajoutant de l'eau, qui déterminait un précipité d'oxychlorure de bismuth.

Cette localisation du bismuth dans le foie, qui se trouve suffisamment démontrée, mérite de fixer l'attention des médecins légistes; le bismuth vient se ranger dans la liste des substances que l'on peut trouver accidentellement dans le foie de certains individus: or, les préparations de bismuth contiennent très-souvent des composés arsénicaux, donc, si l'on trouvait simultanément dans un foie du bismuth et de petites quantités d'arsenic, il serait sage d'élever un doute sur la provenance de l'arsenic. Je dois ajouter qu'à trois reprises différentes, j'ai recherché l'arsenic à l'aide de l'appareil de Marsh dans les foies de personnes qui avaient ingéré du sous-nitrate arsénifère, et que le résultat fut toujours négatif. Des expériences sur le carbonate et l'arséniate de bismuth, relatées dans la thèse du docteur Bricka, démontrent l'inocuité de ces préparations; les urines renfermaient également du bismuth.

Il nous a paru intéressant, au point de vue de l'action du sous-nitrate sur l'économie animale, de déterminer la quantité d'acide que les divers sous-nitrates perdent par leur contact avec l'eau.

Un sous-nitrate préparé suivant le codex, contenant 18,07 d'acide, mis au contact de 20 fois son poids d'eau froide, avait abandonné au bout d'une demi-heure 4,32 °/₀ d'acide.

Le sous-nitrate de Schmedt, préparé par l'alcool, contenant 16,38 d'acide, n'abandonna dans les mêmes circonstances que 3,98 °/₀.

Un autre échantillon qui renfermait 14,13 °/₀ d'acide en abandonna 3,08 °/₀.

La quantité d'acide mise en liberté est donc proportionnelle à la quantité d'acide renfermée dans le sel.

Il restait à vérifier si dans l'économie le sous-nitrate se décomposait comme dans les réactions de laboratoire. J'ai fait, pour résoudre cette question, les expériences suivantes :

Trois lapins, à peu près de même taille, furent nourris d'une façon identique pendant deux jours; le matin de l'expérience on fit prendre à l'un d'eux 6 gr. de sous-nitrate de bismuth contenant 14 °/₀ d'acide, peu de temps après on lui injecta dans l'estomac 20 gr. d'eau. Deux heures après les trois animaux furent tués. La réaction des liquides de l'estomac et de l'intestin des trois animaux était acide, mais nous avons constaté, à l'aide de liqueurs titrées, que le liquide stomacal du lapin qui avait pris du sous-nitrate était plus acide que celui des deux autres, dans le rapport de 5 à 3; dans les liquides intestinaux ce rapport était de 7 à 2 : l'injection sanguine du tube digestif était plus vive chez le lapin qui avait pris le sous-nitrate.

Dans cette expérience, je ne vis pas de traces de sulfuration; la majeure partie du sous-nitrate put être isolée par des lavages, il avait conservé sa couleur. La décomposition du sous-nitrate s'opère donc dans l'économie comme dans les appareils de laboratoire. Un fait qui confirme encore cette manière de voir, c'est que l'urine de l'animal qui avait pris le sous-nitrate, était fortement acide et limpide; celle des deux autres animaux était louche et alcaline.

Mes recherches sur la quantité d'acide ainsi éliminée

par les urines ne sont pas encore terminées, mais je puis affirmer que l'acidité de l'urine augmente notablement pendant l'emploi du sous-nitrate.

CONCLUSIONS.

Je pense avoir démontré par ce travail :

1° *L'inocuité du sous-nitrate de bismuth pur.*

2° *Son élimination par les urines, même après l'ingestion de faibles doses.*

3° *La localisation prolongée de ce composé dans le foie.*

4° *Le procédé du codex légèrement modifié fournit un composé pur de composition constante dont la formule est* $Bi^2O^5, AzO^5 + Aq.$

5° *Un sous-nitrate arsénifère, inoffensif dans la plupart des cas, peut cependant produire des accidents lorsqu'il se trouve en présence de liquides ou de sécrétions acides. Un pareil produit ne devrait pas se trouver dans une pharmacie.*

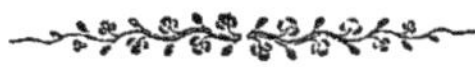

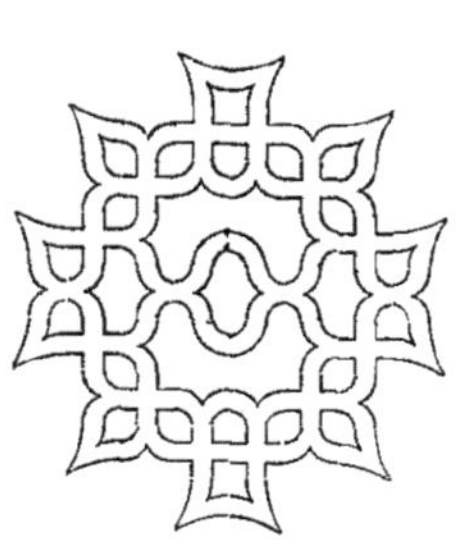

www.ingramcontent.com/pod-product-compliance
Ingram Content Group UK Ltd.
Pitfield, Milton Keynes, MK11 3LW, UK
UKHW021204230726
13926UKWH00001B/302